Christoph Schönle, Dr.

Heilung nach Operationen - das Risiko in der postoperativen Phase und in der orthopädischen Rehabilitation

GRIN Verlag

Bibliografische Information der Deutschen Nationalbibliothek:

Die Deutsche Bibliothek verzeichnet diese Publikation in der Deutschen Nationalbibliografie; detaillierte bibliografische Daten sind im Internet über http://dnb.d-nb.de/ abrufbar.

Impressum:

Druck und Bindung: Books on Demand GmbH, Norderstedt Germany
ISBN: 978-3-638-64822-6

Dieses Buch bei GRIN:

http://www.grin.com/de/e-book/24036/heilung-nach-operationen-das-risiko-in-der-postoperativen-phase-und-in

Heilung nach Operationen – das Risiko in der postoperativen Phase und in der orthopädischen Rehabilitation

Autor: Ch. Schönle

Orthopädische Reha-Klinik Lindenplatz mit sportmedizinischer Abteilung, Bad Sassendorf
(Chefarzt: Dr. Ch. Schönle)

1. Ziel der orthopädischen Rehabilitation

Im Sinne der Kostenreduktion ist es sinnvoll, Therapien auf das Notwendigste einzuschränken. In vielen Fällen ist es möglich, den stationären Aufenthalt nach Operationen zu verkürzen, ohne dass für den Patienten Nachteile entstehen (28). Die weitere Konsequenz daraus ist die Einschränkung der ambulanten und vor allem der teuren stationären Rehabilitationsmaßnahmen.

Allerdings darf nicht übersehen werden, dass eine Verletzung oder Operation weitreichende Folgen haben kann:
Bei Patienten im Alter von 66 – 91 Jahren, die wegen einer Schenkelhalsfraktur innerhalb von zwei Tagen operiert wurden und anschließend sofort aufstehen durften, wurde durch **die Immobilisierung von nur zwei bis drei Tagen** ein lang dauernder Abbauprozess in Gang gesetzt (29). Der Verlust an Knochenmasse war **drei Monate** nach der Operation am stärksten (6 – 22 % Verlust), obwohl die Patienten direkt nach der Operation voll belasten durften. Nach **sechs Monaten** war der Knochenverlust nur geringfügig gebessert. Eine Zunahme der Muskelmasse an dem nicht operierten Bein nach sechs Monaten machte deutlich, dass die operierten Patienten vorwiegend das gesunde Bein belasteten.

Auch die muskulären Defizite sind beachtenswert: Noch 1- 2 Jahre nach Kreuzbandoperationen oder nach Implantation einer Knieendoprothese wurden Kraftdefizite des M. quadriceps festgestellt, während sich die Kraft der ischiokruralen Muskulatur regenerierte (2, 8). Bei Patienten mit ausgeheilten Beinverletzungen konnte sogar noch nach 1 – 5 Jahren eine Kraftminderung im verletzten Bein nachgewiesen werden (38).

Rechnet man alle postoperativen Kosten zusammen, dann macht sich eine frühe Entlassung aus dem Akutkrankenhaus nicht immer bezahlt. Vielmehr **erhöhten** sich bei Patienten mit Schenkelhalsfrakturen, deren stationärer Aufenthalt in der Akutklinik von 20 auf 12 Tage reduziert werden konnte, die gesamten Behandlungskosten im Folgejahr um 12 % . Dies war durch eine anschließende längere Betreuung in geriatrischen Kliniken (hier verdoppelte sich die Aufenthaltszeit) oder Pflegeheimen bedingt (43).

Nach Operationen des Bewegungsapparates ist eine intensive Rehabilitationsbehandlung sinnvoll, weil sonst muskuläre Atrophien über Jahre nachweisbar sind und Imbalancen und Fehlhaltungen lange bestehen bleiben (2, 6). Durch ein Training kann das postoperativ reduzierte Leistungsniveau um 10 – 20 % erhöht werden kann, womit die Alltagsaktivität des Patienten intensiviert und damit der weitere Trainingseffekt beschleunigt werden. Zudem wird die Gelenkbeweglichkeit gezielt verbessert und viele Alltagsfunktionen wie Treppensteigen unter sicherer Anleitung trainiert. Spezifische Verhaltensmaßregeln können erlernt und eingeübt werden (39).

Dazu sind ein fachkompetentes Rehabilitationsteam, eine gute medizinische Diagnostik und eine spezielle apparative Ausrüstung eines spezialisierten Rehazentrums notwendig (6, 19). Das integrative Konzept aus den Bereichen der Physiotherapie, Ergotherapie, Psychologie, Orthopädietechnik, Pflege- und ärztlichem Dienst gewährleistet eine optimale Behandlung in einer Rehabilitationseinrichtung. Nur dann haben beispielsweise auch ältere Menschen die Chance, ihre Selbständigkeit zu erhalten (19).

Ziele der orthopädischen Rehabilitation sind die frühe Mobilisierung des operierten Patienten und die schnelle Wiedereingliederung ins Alltags- bzw. Berufsleben. Beachtliche Rehabilitationserfolge wurden bei verletzten Leistungssportlern durch die Anwendung trainingsphysiologischer Grundlagen erreicht (33). Dabei stehen die Verbesserung der Beweglichkeit der operierten Gelenke, die Erhöhung der Muskelkraft bzw. der Ausgleich von Muskelatrophien und das Training der kardiopulmonalen Ausdauer im Vordergrund (45). Inzwischen werden derartige Behandlungskonzepte auch bei Nichtsportlern mit gleichem Erfolg angewendet.

Allerdings kann ein intensives Rehabilitationskonzept mit Gefahren verbunden sein, insbesondere wenn ältere Patienten behandelt werden. Die stationäre Rehabilitation von operierten Patienten sollte daher neben der schnellen Wiederherstellung der Leistungsfähigkeit auch die **größtmögliche Sicherheit in der Heilungsphase** gewährleisten.
Ziel dieser Untersuchung war die Analyse von Zwischenfällen bei Patienten, bei denen eine intensive orthopädische Rehabilitation mit routinemäßig angewendetem Kraft- und Ausdauertraining durchgeführt wurde, um die Komplikationsrate zu senken.

2. Überblick über die behandelten Patienten

In den Jahren 1998-2000 wurden in der Klinik Lindenplatz, Bad Sassendorf, 7049 Patienten (durchschnittliches Alter = 65,69 ± 12,84 Jahre, 2104 Männer und 4945 Frauen) nach einer Operation am Bewegungsapparat stationär im Rahmen einer Anschlußheilbehandlung (AHB) therapiert. In der Mehrzahl waren bei diesen Patienten eine Hüft- Totalendoprothese (Hüft-TEP) oder Knie-Totalendoprothese implantiert worden (s. Tab. 1). Bei den restlichen Patienten waren Bandscheibenoperationen, Spondylodesen, Osteosynthesen nach Frakturen und Politraumata, Umstellungsosteotomien, Bandplastiken, Amputationen und andere Operationen durchgeführt worden.

Implantation einer Hüft-TEP	n männlich	Alter Mittelw. ± SD	n weiblich	Alter Mittelw. ± SD	n gesamt	Alter Mittelwert ± SD
1998	280	65,76 ± 9,42	733	67,71 ±10,36	1013	67,17 ± 10,15
1999	316	64,85 ±10,69	830	67,65 ± 9,62	1146	66,87 ± 10,00
2000	363	64,50 ±10,72	865	67,75 ±10,64	1228	66,79 ± 10,77
					3387	

Implantation einer Knie-TEP	n männlich	Alter Mittelw. ± SD	n weiblich	Alter Mittelw. ± SD	n gesamt	Alter Mittelwert ± SD
1998	126	68,38 ± 8,06	338	70,49 ± 7,55	464	69,91 ± 7,75
1999	158	67,04 ± 9,34	485	69,85 ± 8,61	643	69,85 ± 8,88
2000	151	67,58 ± 9,06	466	70,16 ± 8,27	617	69,53 ± 8,54
					1724	

Tab. 1
Anzahl und mittleres Alter (± Standardabweichung) der Patienten, die nach der Implantation einer Hüft- oder Knietotalendoprothese in der Klinik Lindenplatz von 1998 bis 2000 behandelt wurden.

Als Komplikation wurden nur diejenigen Patienten registriert, bei denen eine Zurückverlegung in ein Akutkrankenhaus notwendig wurde. Dies hat den Vorteil, dass nur die wirklich schweren Fälle gewertet wurden. Bei vielen der im Klinikalltag auftretenden Komplikationen jedoch, wie etwa bei den Wundheilungsstörungen, führte dieses Vorgehen zu einer Reduktion der tatsächlichen Fallzahl: Die meisten der Patienten mit oberflächlichen oder auch etwas tieferen Infektionen wurden nach weiterer Diagnostik (Sonographie, Labor, etc.) und evtl. auch Rücksprache mit dem operierenden Krankenhaus in der Reha-Klinik behandelt. Luxationen dagegen wurden immer registriert, auch wenn sie teilweise in der Reha-Klinik reponiert worden waren. Allerdings waren diese Repositionsversuche selten, da in den vorangegangenen Jahren (1995 – 1997) dabei gelegentlich weitere Komplikationen wie akute Atemdepression nach starker Analgetikagabe, Rezidivluxationen, starke Schmerzzustände und mitunter frustrane Repositionsversuche auftraten. Auch Beinvenenthrombosen wurden immer verlegt, um im Akutkrankenhaus die Phlebographie durchführen zu lassen.

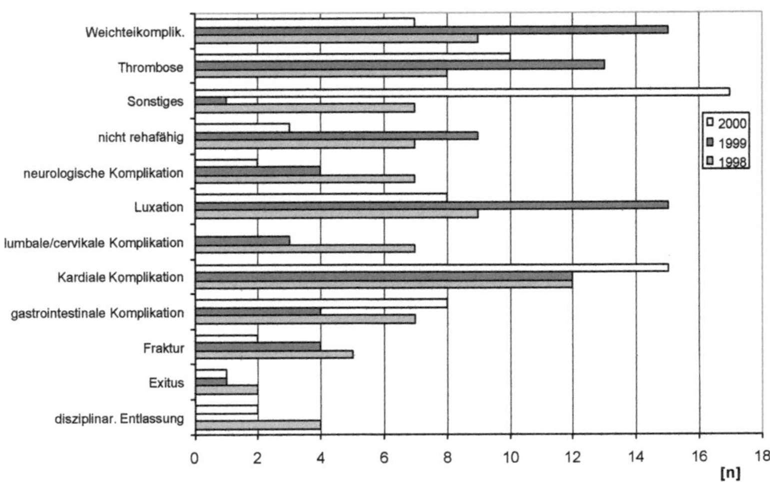

Abb. 1

Anzahl und Verteilung der insgesamt schweren Komplikationen im Zeitraum von 1998 bis 2000. Bei den kardialen und gastrointestinalen Komplikationen war eine Zunahme, bei den Frakturen eine Reduzierung im Laufe der Jahre festzustellen. Die Zunahme unter der Rubrik "Sonstiges" spiegelt die zunehmende Multimorbidität der Reha-Patienten wieder. Weitere Information s. Text.

3. Komplikationen während der Rehabilitation

Bei den 7049 Patienten traten 240 Komplikationen auf, die eine Verlegung in ein Akutkrankenhaus oder eine Entlassung nötig machten (Abb. 1). Dabei handelte es sich um 40 kardiologische Notfallsituationen (0,57%, bezogen auf alle AHB-Patienten), 32 Luxationen von Hüft-Totalendoprothesen (0,45%; drei dieser Patienten mußten ein zweites Mal wegen erneuter Luxation verlegt werden), 31 tiefe Beinvenenthrombosen (0,44 %), 31 Weichteil- oder Knocheninfektionen (0,44%) und 19 gastroenterologische Komplikationen (0,27 %). 18 Patienten waren nicht rehabilitationsfähig wegen Demenz, akuten Psychosen, Harn- und Stuhlinkontinenz, dekompensierter Herzinsuffizienz oder Multimorbidität. 13 Patienten erlitten neurologische Komplikationen wie Apoplex (5 Patienten), epileptischer Anfall (4 Patienten), sowie unklare Lähmung, Hirnmetastase und Verdacht auf multiple Sklerose. 11 Patienten zogen sich eine Fraktur während des stationären Aufenthaltes zu. Bei 10 Patienten traten lumbale/cervikale Komplikationen (Spondylodiszitis, akuter Bandscheibenvorfall mit neurologischen Symptomen) auf. Bei 25 Patienten waren Komplikationen aus verschiedenen Bereichen wie unklare progrediente Änamie (3 Patienten), pulmonale Komplikationen (3 Patienten), akute psychogene Symptome (3 Patienten), Niereninsuffizienz (2 Patienten), Harnverhalt (2 Patienten), Glaukomanfall, Augenblutung, Zentralvenenthrombose,

Leberfunktionsstörungen, akute Leistenhernie, schwere Ossifikationen nach Endoprothese, Plasmozytom, Suizidgefahr und ein Carcinomrezidiv der Grund für die Verlegung. 6 Patienten wurden wegen Verstoß gegen die Hausordnung (nächtliche Abwesenheit, wiederholtes Rauchen) oder Alkoholismus (3 Patienten) vorzeitig entlassen. Vier Patienten verstarben während der Rehabilitation.

Bezogen auf die Patientengruppe mit einer Hüft-Totalendoprothese (3387 Patienten) betrug die Häufigkeit der Luxationsereignisse 0,94 %.

Insgesamt lag die Zahl der Komplikationen, die in der Rehabilitationsklinik – teilweise in Verbindung mit einem Konsiliararzt (Neurologen, Augen-, HNO-Arzt, Urologen usw.) - behandelt werden konnten, sehr viel höher als die Zahl der hier aufgeführten Komplikationen und Verlegungen.

3.1. Kardiologische Komplikationen und Exitus

Bei den 40 kardiologischen Notfällen, die zur Verlegung führten, waren 12 Männer (Altersmittelwert 66,0 Jahre, 48 – 81 Jahre) und 28 Frauen (Altersmittelwert 73,6 Jahre, 43 – 87 Jahre) betroffen. Dabei handelte es sich um 8 Verlegungen wegen Verdacht auf Lungenembolie, 6 schwere Herzrhythmusstörungen (meist Tachyarrhythmien), 6 Herzinfarkte, 5 Synkopen, 4 schwere Stenokardien, 3 globale Herzinsuffizienzen sowie um Schockzustände, arterielle Embolien, unklare Atemnotanfälle oder um reversible Herzstillstände.

Nur Patienten mit starken akuten oder lebensbedrohlichen Symptomen wurden verlegt, alle anderen Patienten wurden durch den Stationsarzt und den internistischen Facharzt diagnostiziert und therapiert. Die Häufigkeit von beherrschbaren kardiologischen Komplikationen wie Herzrhythmusstörungen, Blutdruckkrisen, Angina pectoris-Anfällen, dekompensierte Herzinsuffizienz u.a. lag um ein Vielfaches viel höher als die Zahl der Notfälle, die zur Verlegung führten. Mehr als ein Drittel der kardialen Beschwerden traten nachts auf.

Weitere 4 Patienten verstarben im Zeitraum von 1998 bis 2000 während der stationären Rehabilitation (s. Tab. 2).

Alter	G.	Vordiagnosen	Todesursache	Todeszeitpunkt
71	w	• Dilatative Kardiomyopathie, absolute Arrhythmie mit Vorhofflimmern • LWK –2 Fraktur, konservativ behandelt	Verdacht auf akute Herzrhythmusstörungen mit Kammerflimmern	nachts
69	w	• Schwere koronare Herzerkrankungen, Z. n. 2- maligem Herzinfarkt und Bypaß-Operation • Z. n. Implantation einer Hüft-TEP nach Schenkelhalsfraktur	Verdacht auf akute Herzrhythmusstörungen	6.00 morgens (Reanimations-versuch)
57	m	• Arterielle Verschlußkrankheit bei Diabetes mellitus Typ 2 b • Z. n. Unterschenkelamputation wegen diabetischer Gangrän • Z. n. Herzinfarkt	Verdacht auf erneuten Herzinfarkt	nachts
86	m	• Koronare Herzerkrankung • Z. n. Implantation einer Knie-TEP	Schwere Stenokardien, Verdacht auf Herzinfarkt	8.00 morgens (Reanimations-versuch)

Tab.2

Todesfälle bei vier Patienten (G.: m = männlich, w = weiblich) während einer stationären Rehabilitation in den Jahren 1998 bis 2000. Der Tod trat jeweils am 1., 10., 14. bzw. am 27. Tag des stationären Aufenthaltes auf.

3.1.1. Diskussion über die Ursachen der kardiologischen Komplikationen

Durch Zunahme des Alters der Patienten, die große orthopädische Operationen gut überstehen, steigt auch die Mortalität der einzelnen Patienten. Bei Patienten unterhalb von 45 Jahren, die in Unfallkliniken operiert werden müssen, weisen nur in 10 % Nebenerkrankungen auf; dagegen leiden 41,3 % der traumatisierten Patienten über 75 Jahre an Begleiterkrankungen (kompensierte oder dekompensierte Herzinsuffizienz, Herzrhythmusstörungen, Diabetes, Erkrankungen der Atmungsorgane, Osteoporose etc.) (1, 36). Begleiterkrankungen sind im Bereich der Unfallchirurgie oder Orthopädie ein ernst zu nehmender Faktor. Vor allem Nebenerkrankungen von Nieren und Herz sowie bösartige Tumore haben einen signifikanten Anstieg der operativen oder postoperativen Sterblichkeit zur Folge.

Frühe postoperative Rehabilitationsphase

Die Wirkungen einer Operation und Narkose können die Körperfunktionen selbst bei jungen, internistisch gesunden Patienten deutlich beeinträchtigen (s. Tab. 3). Intraoperativ soll es zwischen 13 und 84 % zu Herzrhythmusstörungen kommen, wobei 3 bis sogar 60 % davon ventrikuläre Arrhythmien sein sollen (23). Übelkeit und Erbrechen treten bei etwa einem Drittel der Patienten nach Operationen auf (44), was aber durch moderne Anästhesieverfahren sicher gemindert werden kann. Zahlreiche operations- und anästhesiebedingte Komplikationen können den Patienten noch in der frühen postoperativen Phase bedrohen, die Rate der Zwischenfälle liegt bei 33 % (27). Dabei stehen vor allem Herz-Kreislaufsymptome, im geringeren Maße Magen-, Darm- oder Atemstörungen im Vordergrund (5).

Nach Operationen ist eine kardiopulmonale Leistungsminderung mit einem Maximum am 3. postoperativen Tag festzustellen, die von den Patienten subjektiv als frühe Ermüdung empfunden wird (48).

Auch bei minimal invasiven operativen Eingriffen bleiben die Risiken einer Narkose bestehen: „Es gibt kleine Operationen, aber keine kleinen Narkosen“ (10).

Stärkere intraoperative **Blutverluste** können besonders bei Knochenoperationen oder Frakturen auftreten, wobei auch noch postoperativ ein ständiges Nachsickern aus den Blutgefäßen des Knochenmarkes möglich ist. Wenn alte Menschen Blut verlieren, kann der zentrale Venendruck absinken und ein adäquates peripheres Sauerstoffangebot nicht mehr aufrecht erhalten werden. Bei der Hälfte der unfallverletzten Patienten über 65 Jahre liegen schwere kardiozirkulatorische Beeinträchtigungen (Herzminutenvolumen <3,5 l/min oder/und gemischtvenöse Sauerstoffsättigung <50 %) vor (36). Schon geringe Belastungen in der Rehabilitation führen dann zur Erschöpfung oder zu Komplikationen. Es ist deshalb notwendig, eine starke Anämie sowohl postoperativ wie auch in der Rehabilitation medikamentös – ggf. auch durch Transfusionen - zu behandeln und ein aktives Trainingsprogramm entsprechend zu reduzieren. Elektrolytstörungen erhöhen die Gefahr von Herzrhythmusstörungen unter Belastung (17).

<table>
<tr><td rowspan="2">Während oder direkt nach OP</td><td>Stoffwechselentgleisungen (Blutzucker, Nierenfunktion etc.), Thrombose, Blutungen.</td></tr>
<tr><td>Bei koronarer Herzkrankheit erhöhte Gefahr einer kardialen Komplikation (bis zu 25 %)</td></tr>
<tr><td rowspan="6">In den ersten Tagen nach OP</td><td>Bei koronarer Herzkrankheit steigt die Gefahr einer kardialen Komplikation (bis zu 41 %).</td></tr>
<tr><td>Schwerwiegende Komplikationen wie eine instabile Angina pectoris, Herzinfarkt, ventrikuläre Rhythmusstörungen und Herzversagen treten häufig erst am 2. bis 4. Tage nach der Operation auf (10).</td></tr>
<tr><td>Harnentleerungsstörungen, Schwindelgefühle, hypotone Blutdruckregulationen</td></tr>
<tr><td>Immobilisation und Bewegungseinschränkung durch Schmerzen im Operationsgebiet</td></tr>
<tr><td>Deutliche Minderung der kardiopulmonalen Leistungsfähigkeit, Schwächezustände</td></tr>
<tr><td>Bei Diabetikern erhöhte postoperative Blutzuckerwerte =
• Wundheilung verzögert,
• Abwehrfunktion der Leukozyten vermindert
• unerwünschter Abbau der Körpersubstanz (3).</td></tr>
<tr><td>Bis zu zwei Wochen nach OP</td><td>Postoperative Beeinträchtigung des Gehirns:
• Bei jungen Menschen nicht festzustellen (22)
• Bei 30 % der älteren Patienten nach Hüftoperationen Verwirrtheitszustände auf, die bis zu einer Woche anhalten können (36).</td></tr>
<tr><td rowspan="6">4 – 6 Wochen nach OP</td><td>Erhöhte Leberenzyme, Erhöhung der Blutsenkungsgeschwindigkeit und anderer Entzündungsparameter, Anämie</td></tr>
<tr><td>Lymphstauungen und ödematöse Schwellungen der operierten Extremität, weil die Patienten mehr Stehen, Sitzen und Gehen (Achtung: Thrombose nicht übersehen)</td></tr>
<tr><td>Abgeschlagenheit, Appetitlosigkeit, Schlafstörungen, bei älteren Menschen auch Verdauungsbeschwerden, die nicht selten bis über 4 Wochen anhalten (15).</td></tr>
<tr><td>Gestörte Blutgerinnung (im Rahmen der Thromboseprophylaxe zusätzlich medikamentöse Blutverdünnung)</td></tr>
<tr><td>Nebenwirkungen durch Schmerzmedikamente (gastrointestinale Symptome u.a.)</td></tr>
<tr><td>Gelegentlich lokale Wundheilungsstörungen, tiefe Serome, Hämatome</td></tr>
</table>

Tab. 3

Postoperative Nebenwirkungen. Die fett markierten Befunde sind in der Rehabilitation bei vielen Patienten regelmäßig nachzuweisen.

3.1.2. Vermeidung von kardiologischen Komplikationen und Exitus

Überlastungserscheinungen äußern sich in der Rehabilitation häufig mit kardiopulmonalen Symptomen. Das Geheimnis eines effektiven Trainings bzw. der aktiven Rehabilitation ist die Trainingssteuerung, also die richtige Dosierung von Anspannungs- und Entlastungsphasen. Es ist daher in der Rehabilitation unsinnig, aktive Therapien ohne Pausen über mehr als eine Stunde durchzuhalten. Vielmehr ist es wichtig, beim Training Regenerationsphasen mit einzuplanen (9).

So ist es sinnvoll, mit dem Patienten einen Behandlungsplan zu erarbeiten, der

- eine Kombination von physikalischen Anwendungen wie Kühlung oder Wärmetherapie, Elektrotherapie u.a. mit den aktiven Anwendungen ermöglicht
- zwischen den aktiven Anwendungen Regenerationsphasen in Ruheposition von mindestens einer Stunde einhält, evtl. mit Hochlagerung der Beine zum Lymphabfluß
- gezielte passive Entspannungstherapien oder eine kontinuierliche passive Bewegung auf der Motorschiene integriert
- das subjektive Belastungsempfinden (Borg Skala) und die Tagesform des Patienten berücksichtigt
- dem Patienten ermöglicht, in bestimmten Trainingsbereichen (Kraft, Ausdauer usw.) je nach Wohlbefinden und unabhängig von der Tageszeit unter Aufsicht die erlernten Übungen durchzuführen
- alle körperlichen und psychischen Streßfaktoren zu reduzieren.

Die individuelle Trainingsintensität sollte anhand der Pulsfrequenz, des subjektiven Wohlbefindens und anderer Parameter überwacht werden.

Zur Vermeidung von Komplikation gehört außerdem eine gründliche Diagnostik bei der Aufnahme und bei jeder Änderung des Reha-Verlaufes (s. Abb. 2). Das **Ruhe-EKG** gibt Aufschlüsse über Rhythmusstörungen und andere mögliche Veränderungen des Herzens. Es sollte routinemäßig bei allen Patienten, die an einer aktiven Rehabilitation teilnehmen wollen, durchgeführt werden. Gibt es Verdachtsmomente für eine Herzerkrankung, dann muß die genaue Ursache analysiert werden. Ein **Belastungs-EKG** im Liegen oder im Sitzen auf einem Fahrradergometer - bei Patienten mit Verletzungen der unteren Extremität auch mittels eines Handkurbelergometers - gibt Hinweise auf mögliche krankhafte Veränderungen, die sich bei einem Teil der Patienten erst in einer körperlichen Belastungssituation nachweisen lassen. Hier sind besonders koronare Durchblutungsstörungen oder Herzrhythmusstörungen zu nennen. Gerade Rhythmusstörungen werden in der Erholungsphase demaskiert und provoziert. Zur Klärung bestimmter Fragestellungen können weitere Untersuchungen wie Langzeit-EKG, Farbechokardiographie, Röntgenaufnahme des Thorax, Herzkatheteruntersuchungen, Herzszintigraphien u.a. Diagnostik notwendig werden (25, 37).

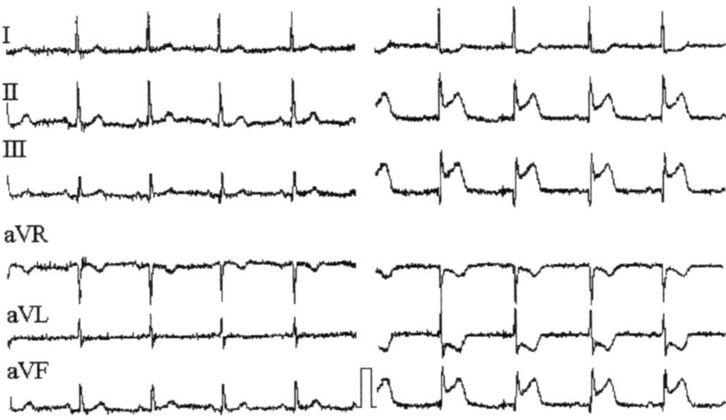

Abb. 2

EKG einer 76-jährigen Patientin, die am Aufnahmetag zur stationären Rehabilitation symptomlos war (linkes EKG). Bedingt durch einen Feiertag hatte die Patientin Möglichkeit, sich auszuruhen. Aus gutem Wohlbefinden entwickelte sich 6 Tage später plötzlich ein starkes Gefühl des körperlichen Verfalls, der Schwäche. Die Patientin wurde mit Herzinfarkt ins Akutkrankenhaus verlegt (rechtes EKG).

Spiroergometrie als Instrument der Trainingssteuerung

Die Leistungsfähigkeit des Sauerstofftransportes im Blut (also die Herzfunktion) und des Muskels kann durch die Sauerstoffaufnahme im Körper („Spiroergometrie") genau erfaßt werden.

- Bei der Spiroergometrie wird über eine Atemmaske die Sauerstoffaufnahme im Körper sowie die CO_2-Abgabe gemessen. In Ruhe läßt sich der Ruheumsatz messen.
- Bei der Belastungsuntersuchung wird dabei auf einem Laufband, Fahrrad- oder Handkurbelergometer die Wattzahl stufen- oder rampenförmig – ggf. bis zur völligen Ausbelastung des Probanden - erhöht. Dabei werden Werte der Sauerstoffaufnahme (VO_2 max) und der CO_2-Abgabe im Körper gemessen, die über die Leistungsfähigkeit und den Grad der Übersäuerung recht genau Auskunft geben.

Von entscheidender Bedeutung ist die Tatsache, daß viele der erfaßten Werte eng miteinander verknüpft sind. So steigen die **Sauerstoffaufnahme**, die **Herzfrequenz** und die **Wattzahl** bei steigender Belastung **linear** an.

Da die Methode der Spiroergometrie die Zusammenarbeit aller Körperparameter berücksichtigt, geht die diagnostische Aussagekraft über die von isolierten Einzelmessungen (z.B.: alleinige Laktatmessung) weit hinaus. Diese nicht invasive, patientenfreundliche Messung ermöglicht es dem Arzt auf einfache Art und Weise, das Ausmaß einer körperlichen Einschränkung zu diagnostizieren oder die Leistungsfähigkeit von Sportlern zu quantifizieren. Es versteht sich von selbst, daß bei jeder spiroergometrischen Untersuchung eine gleichzeitige EKG-Ableitung erfolgen muß.

Die spiroergometrisch gemessene anaerobe Schwelle ist individuell reproduzierbar. Sie zeigt den Punkt der Sauerstoffaufnahme (gleichzeitig die Belastung und Herzfrequenz) an, ab der eine zusätzliche Energiebereitstellung nur unter stärkerer Zuhilfenahme der unökonomischen anaeroben Stoffwechselprozesse möglich ist. Die Sauerstoffaufnahme an dieser Schwelle unterliegt im Gegensatz zur maximalen Sauerstoffaufnahme nicht dem Einfluß mangelnder Motivation des Patienten und stellt damit einen zuverlässigen und objektiven Parameter des Schweregrades kardiopulmonaler Leistungseinschränkungen dar.
Die Bestimmung der anaeroben Schwelle ist in der Rehabilitation besonders wichtig, weil sie bei der Spiroergometrie recht exakt bestimmt werden kann, **ohne daß der Patient sich bis zur körperlichen Erschöpfung belasten muß.** Gleichzeitig mit der Belastungsstufe wird die Herzfrequenz und die Atemfrequenz in Zusammenhang festgehalten.

Es ist nach einer spiroergometrischen Untersuchung möglich, dem Patienten genaue Hinweise zur Steuerung seiner Belastungsintensität beispielsweise durch Überprüfen seiner Herzfrequenz zu geben. Damit kann der Patient beim Radfahren, beim Jogging, Sequenztraining usw. durch Pulskontrollen (z.B.: durch eine Pulsuhr) ständig den optimalen und gleichzeitig gefahrlosen Belastungsbereich an der anaeroben Schwelle einhalten.

Auch bei Patienten mit einer Herzinsuffizienz (Tab. 4) können die Werte bei der spiroergometrisch gefundenen anaeroben Schwelle ein recht genaues Maß über dessen Leistungsfähigkeit und Belastbarkeit abgeben (47).

Weber et al. erstellten in Analogie zur NYHA-Klassifikation eine Einteilung der kardiopulmonalen Leistungsfähigkeit in Klassen A bis E anhand des unter Belastung erreichten maximalen VO2 Wertes.

	Max. VO2 [ml/kg/min]	VO2 anaerobe Schwelle [ml/kg/min]
Weber-Klasse A	> 20	> 14
Weber-Klasse B	16 – 20	11 – 14
Weber-Klasse C	10 – 16	8 – 11
Weber-Klasse D	6 – 10	4 – 8
Weber-Klasse E	< 6	< 4

Tab. 4

Einteilung der kardiopulmonalen Leistungsfähigkeit in Klassen A bis E und die korrespondierenden Werte der maximalen Sauerstoffaufnahme (Max.VO2). Wassermann et al. erweiterten diese Klassifikation um die entsprechenden VO2 Werte an der anaeroben Schwelle (47).

Sinnvoll ist es, bei allen Risikopatienten eine kontrollierte Überwachung der Trainingsphasen mit Pulsuhren, Monitorüberwachung und ggf. Blutdruckmessung durch zu führen. Hier müssen die Therapeuten eingebunden und geschult werden. Nach Rücksprache findet bei auffälligen Werten neben den weiteren diagnostischen Maßnahmen auch eine Reduktion der Trainingsintensität statt.

Bei eingetretener kardialer Notfallsituation ist ein entschlossenes, zügiges Eingreifen und Handeln erforderlich. Hierfür ist die Entwicklung eines standardisierten Ablaufplanes, der jedem Therapeuten das entsprechende Verhalten in solchen Momenten vorschreibt, hilfreich. Im Rahmen der Notfalldiagnostik ist neben dem EKG die Überprüfung der Herzenzyme (Troponin, Myoglobin, CK-MB) durch ein entsprechendes Analysegerät notwendig.

3.2. Weichteilkomplikationen

Von Weichteilkomplikationen waren 31 Patienten, nämlich 10 Männer (Altersmittelwert 69,2 Jahre, 59 – 83 Jahre) und 21 Frauen (Altersmittelwert 70,4 Jahre, 50 - 86 Jahre) betroffen. Der BMI lag bei diesen Patienten bei einem Mittelwert von 26,73 (? =28,97, ?=25,69) und damit im Bereich der Adipositas I°. Bei 13 Patienten wurde eine tiefe Infektion nach Implantation einer Hüft-TEP, bei 3 Patienten nach Implantation einer Knie-TEP festgestellt. Bei 2 Patienten trat ein fulminantes Erysipel auf. 2 weitere Patienten hatten eine tiefe Infektion nach Osteosynthese einer Fraktur. Andere Weichteilkomplikationen, die zur Verlegung führten, waren ein Spritzenabszess, ein großer Dekubitus, sowie Phlegmone, septische Arthritis, Liquorfistel und ein schwerer Lymphstau. In seltenen Fällen kamen die Patienten ohne jedes Anzeichen einer Infektion in die Rehabilitation. Zumeist waren die Wunden bereits auffällig im Sinne einer akuten Wundheilungsstörung oder eines tiefen Wundinfektes. Unklare Fälle wurden dem Operateur vorgestellt, manchmal noch am Aufnahmetag, da manche Patienten einige Tage zu Hause ohne ärztliche Kontrolle zugebracht hatten.

3.2.1. Diskussion über das Auftreten von Weichteilkomplikationen

Trotz der hochsterilen Operationsbedingungen können tiefe akute oder schleichende Infektionen nach einer Operation am Bewegungsapparat auftreten. Patienten mit Diabetes mellitus, verminderter Infektionsabwehr (Cortisoneinnahme etc.) oder anderen Begleiterkrankungen sind besonders gefährdet. Mitunter streuen auch Infektionsherde aus anderen Organen (Blase).

3.2.2. Vermeidung und Reduzierung von Weichteilkomplikationen

Etwa 5 - 10 % aller operierten Patienten werden mit kleineren oder größeren Wundrandnekrosen, Dekubiti oder Wundsekretionen in die stationäre Rehabilitation eingewiesen. Viele der Weichteilkomplikationen können problemlos während der stationären Rehabilitation behandelt werden. Dafür ist eine spezielle Logistik notwendig. Ein Raum für Verbandswechsel muß zur Verfügung stehen, der nach den Richtlinien der Hygiene täglich gesäubert und desinfiziert werden muss. Eine Punktion darf bei Patienten mit Implantaten bzw. Endoprothesen in unserer Reha-Klinik nie durchgeführt werden, um eventuelle Keimansiedlungen von außen zu vermeiden.

Neben der regelmäßigen Kontrolle der Narbenverhältnisse muss bei jedem operierten Patienten die Blutsenkungsgeschwindigkeit (BSG) und das C-reaktive Protein (CRP) überprüft werden. Auch die Frage nach vermehrtem nächtlichen Schwitzen, Abgeschlagenheit und Fieber gehören zur regelmäßigen Routine des Reha-Teams. Bei der BSG ist zu beachten, dass die Werte im Alter etwas höher sind. Bei schleichenden Infektionen sind BSG und CRP selten gar nicht, und oft nur mäßig erhöht. In Zusammenhang mit ständigen Hüftschmerzen müssen aber auch die nur mäßigen Erhöhungen auf eine schleichende tiefe Infektion überprüft werden (40).

3.3. Luxationen von Hüft-Totalendoprothesen

Im Zeitraum von 1998 bis 2000 traten bei 29 Patienten (20 Frauen, Alter 72,8 Jahre, und 9 Männer, Alter 76,9 Jahre) 32 Luxationen der Hüft-Totalendoprothese auf, die zur Verlegung führten. Also wurden drei Patienten ein zweites Mal nach Rückkehr in die Rehabilitation wegen Reluxation innerhalb der AHB, vier Reluxationen konnten in der Reha-Klinik ohne Probleme schnell reponiert werden, da die Muskulatur schon insuffizient war. Drei dieser sieben Patienten mit Reluxation – bzw. insgesamt 12 Patienten der gesamten Gruppe von 29 Patienten - hatten schon vor Beginn der Rehabilitation eine oder mehrere Vorluxationen.

Jahr	Nur bei Vorluxation: Tage bis Luxation vor dem Reha-Aufenthalt	n	Tage bis Luxation in der Reha-Klinik	n
1998	11 Tage (8 – 14)	3	31 Tage (21 - 57)	8
1999	8,8 Tage (1 – 23)	7	42 Tage (17 – 66)	13
2000	60,5 Tage (40 – 81)	2	40 Tage (18 – 88)	8

Tab. 5

Tage (Durchschnitt sowie Extremwerte) bis zum ersten Auftreten der Luxation im Akutkrankenhaus /zu Hause bzw. bis zur Luxation in der Reha-Klinik bei 29 Patienten.

Die Häufung der Luxationen 1999 in der Reha-Klinik (Tab. 5) ist nur zum geringen Teil durch die leicht erhöhte Gesamtzahl an Patienten mit einer Hüft-TEP zu erklären. Eher ist der relativ hohe Anteil an Vorluxationen dafür verantwortlich.

Voroperationen

18 der 29 Patienten hatten nur eine einzige Operation an der Hüfte, bei 10 anderen waren ein Prothesenwechsel wegen Lockerung, Infektion oder selten auch wegen Luxation erforderlich gewesen. Ein weiterer Patient war wegen eines Hämatoms ein zweites Mal operiert worden.

Luxationshergang

Nur zwei der 29 Luxationen in der Reha-Klinik waren während einer Therapie aufgetreten: Einmal war das Absteigen von einem Fahrradergometer, das andere Mal eine kontrollierte passive Bewegungstherapie auf der Motorschiene dafür verantwortlich (s. Abb.). Eine weitere Luxation war während der ärztlichen Aufnahmeuntersuchung, und zwar schon beim Hinlegen auf die Untersuchungsliege eingetreten.

Alle anderen Luxation waren die Folge von Alltagsbewegungen. Bei 37 % der Luxationen wurde angegeben, dass im Sitzen versucht wurde, Schuhe oder Strümpfe an- bzw. auszuziehen oder die Beine einzucremen. In zwei zusätzlichen Fällen gaben die Patienten an, sich lediglich auf einen niedrigen Stuhl gesetzt zu haben. Eine andere Luxation war beim Aufstehen von der Toilette geschehen. Drehbewegungen im Stehen führten ebenfalls häufig zur Verrenkung (10 % aller Luxationen). Aber auch der Versuch, im Liegen die Ferse oder den Fuß zu erreichen (Strumpf anziehen, Hornhaut entfernen usw.), löste 7,5 % der Luxationen aus. Seltener führten das Bücken aus dem Stehen oder ein Sturz zum Ausrenken des Hüftkopfes (jeweils 5 % aller Luxationen).

3.3.1. Diskussion über die Ursachen und Häufigkeit einer Luxation

Die Luxationsrate nach Implantation einer Hüft-Endoprothese wird in der Literatur zwischen 0,3 % bis 19 % angegeben (Literaturübersicht s. (11, 20, 21, 30)).

Bei Erstimplantation liegt die Gefahr einer Luxation zwischen 0,7 % und 5,6 % (11, 30, 31). Bei Revisionsoperationen, wenn die Pfanne oder die ganze Endoprothese gewechselt wird, ist Luxationsgefahr auf das 2- bis 4-fache erhöht und liegt bei 5 - 20 % (11, 26, 30). Besondere Aufmerksamkeit ist also den Rezidiveingriffen und den wiederholt aufgetretenen Luxationen zu widmen.

Aber auch bei Patienten, bei denen die Hüftmuskulatur schwach, insuffizient oder vernarbt ist, ist eine erhöhte Luxationsgefahr vorhanden. Eine vermehrte Rotation bzw. Kippung der implantierten Pfanne oder des Prothesenschaftes, Verkalkungen in Pfannennähe, das Anstoßen der Trochanteren am Beckenrand, ein Abriss des Trochanter major usw. können ebenfalls eine Luxation begünstigen. Aber auch ein höheres Lebensalter (> 70 Jahre) lässt die Luxationsgefahr steigen (11). Fast nie führt nur eine einzige Ursache zur Luxation, vielmehr handelt es sich um ein multifaktorielles Geschehen (30).

Je nach operativer Schnittführung wird eine Luxation durch unterschiedliche Bewegungen ausgelöst (Tab. 6). Der dorsale Operationszugang soll in 3,1 %, der laterale Zugang in 1,2 % - 3,2 % zu Luxationen führen (11, 20). Weniger als 1/10 der Luxationen ereignen sich nach ventral, die meisten luxieren nach dorsal (11). Eine eingeschränkte postoperative Beugung der Hüfte sollte Anlaß zur Vorsicht sein, weil der Trochanter major oder ein Teil der Prothese am vorderen Pfannenrand anschlagen könnte. In diesem Fall würde die Prothese nach dorsal heraus gehebelt. Andererseits kann eine vergrößerte postoperative Beugefähigkeit ebenfalls gefährlich sein, hier sind sogar noch Monate nach der Operation Luxationen möglich.

Schon relativ geringe Änderungen des Pfannen-Inlays können signifikante Einflüsse auf die Gelenkstabilität haben. Je größer das Bewegungsausmaß des Hüftgelenkes ist, um so geringer ist der Widerstand gegen eine Luxation. Pfannen mit einem erhöhten Rand schützen nicht immer vor dem Herausspringen des Prothesenkopfes: Mitunter kann gerade der hohe Rand zu einer Aushebelung des Kopfes bei Kontakt des Prothesenhalses mit der Pfanne führen (30). Dies ist besonders bei kleinen Prothesenköpfen regelmäßig der Fall. Größere Prothesenköpfe werden zwar von den Operateuren häufig gemieden, weil sie zu verstärktem Abrieb führen können. Andererseits schützen gerade die großen Prothesenköpfe vor einer Luxation (30).

Die Luxationsneigung ist auch deutlich höher, wenn die Pfanne zu steil – als mit einem Winkel von deutlich mehr als 45° -55 ° zur Linie der Sitzbeinhöcker - eingebaut wird. Allerdings ist eine zu steil implantierte Pfanne nie allein für eine Luxation verantwortlich (11, 30). Ventrale Luxationen sollen mit einer verstärkten Pfannen-Antetorsion beim Einbau zusammenhängen.

Folgende, meist komplexe Bewegungen können zu einem knöchernen Kontakt führen, der eine Luxation begünstigt (30):

- Adduktion mit Innenrotation (Kontakt von Trochanter minor mit dem Os pubis)
- Extension mit Außenrotation (Kontakt von Trochanter major mit Tuberositas ischii)
- Flexion mit Innenrotation (Kontakt von Trochanter major mit Spina iliaca anterior inferior)

Beim dorsalen Zugang kann die Form der Prothese, nämlich ein steiler Prothesenhals (Schenkelhalswinkel = 142° anstelle des üblichen 135°-Winkels), die Luxationsgefahr erhöhen (11). Besonders luxationsgefährdet sind ein dorsaler Zugang im Rahmen einer Wechseloperation, eine Endoprothese mit großem Schenkelhalswinkel und großem Pfannenwinkel.

	Dorsaler Zugang	Lateraler Zugang
Beugung über 90°	x	x
Adduktion	x	x
Innenrotation	x	
Außenrotation		x

Tab. 6

Bewegungen des Hüftgelenkes, die nach Implantation einer Hüft-Endoprothese zur Vermeidung einer Luxation innerhalb der ersten 6 Wochen vermieden werden sollten.

3.3.2. Vermeidung von Luxationen von Hüft-Totalendoprothesen

Während in der frühen postoperativen Phase vorwiegend Drehbewegungen im Bett eine Luxation provozieren (20), sind in der Anschlussheilbehandlung die Alltagsbewegungen (zu tiefes Sitzen, Flexion, Rotation oder Adduktion des Beines beim An- oder Ausziehen) luxationsfördernd. Da ein bis zwei Drittel der nach einer Luxation reponierten oder operativ revidierten Patienten weitere Hüftluxationen erleiden (11, 14), ist die Prophylaxe der Luxation oberstes Ziel. Immerhin luxieren mehr als 20 % der Prothesen mehrmals.

In erster Linie ist die Aufklärung der Patienten über das richtige Verhalten nach Implantation einer Hüft-TEP entscheidend. Hier erfahren die Patienten am Aufnahmetag von den behandelnden Ärzten, welche Bewegung und Verhaltensweisen das Luxationsrisiko erhöhen. Bei der Einführung der Luxationsprophylaxe im Jahre 1997 zeigte diese Maßnahme nur einen geringen Erfolg, da die Patienten trotz dieser Warnungen die Verbote mißachteten. Erst unter verstärkter Einbeziehung der Physiotherapeuten, Ergotherapeuten und der Pflegekräfte, die inzwischen gebetsmühlenartig die Verbote wiederholen, konnte bei den Patienten eine gewisse Sensibilität erreicht werden.

Dem Patienten wird, unabhängig vom operativen Zugang, für mindestens 6 Wochen

- die Adduktion beider Beine untersagt. Daher wird auch das Liegen auf der Seite ungern gesehen.
- sowohl die Innen- wie auch die Außenrotation als gefährlich dargestellt, damit keine Unsicherheiten oder Verwechslungen entstehen.
- verboten, die Hüfte über 90° zu beugen. Dabei muss darauf hingewiesen werden, dass dies gleichbedeutend mit zu tiefem Sitzen ist.

Die baulichen Gegebenheiten und das Mobiliar in der Reha-Klinik müssen entsprechend der Körpergröße des Patienten variabel sein. So wurden im Bewegungsbad die Umkleidebänke erhöht und Sitzmobiliar unterschiedlicher Höhe in allen Bereichen der Klinik angeschafft. Als Faustregel gilt, dass alle Patienten mit einer Körpergröße über 170 cm nicht tiefer als 50 cm sitzen sollten.
Ferner erhält jeder Patient am Aufnahmetag eine Schuh- und Strumpfanziehhilfe, eine Greifzange und bei Bedarf ein Sitzkissen und eine Toilettensitzerhöhung. Der Umgang mit diesen Hilfsmitteln wird bei der Ausgabe und in einer zusätzlichen Schulung durch die Ergotherapie mit den Patienten geübt.

Ist es bereits zuvor, sei es im häuslichen Umfeld oder noch im Akutkrankenhaus, zu einer Luxation gekommen, wird jeder dieser Patient mit einer Hüftgelenksorthese versorgt, die das erhöhte Luxationsrisiko zu verringern hilft. Diese wird entweder als konfektionierbare Newportorthese oder als maßangefertigte - beide Hüftgelenke umfassende - Orthese verordnet. Leider ist die Akzeptanz dieser Orthesen nicht bei allen Patienten gegeben.

3.4. Tiefe Beinvenenthrombosen

31 Patienten, 21 Frauen (Alter 70,9 Jahre, 40 – 83 Jahre) und 10 Männer (57,6 Jahre, 31 – 79 Jahre), waren von einer tiefen Beinvenenthrombose betroffen. Besonders erwähnenswert ist, dass alle drei betroffenen jungen Patienten unter 40 Jahren männlich waren: Bei einem jungen Mann (33 Jahre, Vollbelastung, Thromboseprophylaxe) mit Politrauma, einem weiteren Mann nach einer Bandscheibenoperation (34 Jahre, Vollbelastung, keine Thromboseprophylaxe, längere Liegezeit wegen Rückenschmerzen) und einem 33-jährigen Mann (Z. n. Implantation einer Hüft-TEP, keine Vollbelastung, Thromboseprophylaxe) trat jeweils eine Thrombose in der Rehabilitation auf. Werden aus der Kategorie „kardiale Notfälle" die Embolien hinzugerechnet, so mussten mindestens weitere 8 Patienten mit einer Thrombosekomplikation verlegt worden. Damit steigt die Gesamtzahl auf 39 an und die Thrombose stellt - auch in der Rehabilitation - die gefährlichste Komplikation dar.

Bei einer stichprobenartigen dopplersonographischen Untersuchung der Beinvenen zu Beginn der Rehabilitation konnten wir bei 620 operierten AHB-Patienten in 4 Fällen eine bisher unerkannte tiefen Beinvenenthrombose feststellen.

Vollbelastung	Thromboseprophylaxe durchgehend	Anzahl der Thrombosen
Ja	ja	10
Nein	ja	3
Ja	nein	6
Nein	nein	6
Ja	?	6

Tab. 7

In der Rehabilitation aufgetretene Thrombosen bei Patienten mit Vollbelastung („ja“) oder Teilbelastung („nein“). Die Thromboseprophylaxe erfolgte bis zum Auftreten der Thrombose mit Heparin oder niedermolekularem Heparin durchgehend („ja“) oder mit einer Lücke von mehreren Tagen („nein“), wenn die Patienten zwischen Akut- und Rehaklinikaufenthalt zu Hause waren. Bei 6 Patienten war aufgrund der Vergeßlichkeit nicht zu erfahren, ob zu Hause regelmäßig eine Thrombosetherapie erfolgt war.

3.4.1. Diskussion über das Auftreten und die Ursache von tiefen Beinvenenthrombosen

Thrombosen treten im Rahmen der Implantation von Hüftendoprothesen recht häufig auf, etwa die Hälfte aller Patienten können davon betroffen sein (12, 16, 18). Wird keine Thromboseprophylaxe durchgeführt, steigt die Thromboserate auf 39 – 74 % (32). Die häufigste Todesursache bei der Implantation einer Hüft-Endoprothese ist die Lungenembolie, wobei die Patienten meist erst 1 – 3 Wochen nach der Operation sterben (18). Insgesamt erleiden etwa 1,5 % - 6,8 % aller Patienten mit einer Hüft-TEP-Implantation und 9 – 12 % mit einer Knie-TEP-Implantation eine Lungenembolie (1, 24, 32, 46). Wenn auch die Hälfte dieser Thrombosen intraoperativ oder zumindest innerhalb der ersten sechs Tage auftreten (7, 16), so kommt es noch 21 Tage nach der Operation bei mindestens 10 - 20 % aller Patienten zu einer frischen Thrombose (35)(s. Abb. 3). Die Gefahr ist bis 3 Monate postoperativ gegeben (7). Immerhin gelingt es, die Thromboserate auf 7 -15 % durch die Gabe von Heparin zu senken (1, 35, 42).

Das intraoperative Thromboserisiko ist abhängig von der Dauer der Operation (Risiko unter 70 Minuten 10 %, über 70 Minuten 35,5%), von der Narkose (Spinalanästhesie reduziert das Risiko um 50 %), von der operativen Technik (Vermeidung von Venenschäden), von der Verwendung von pneumatischen Beinschienen (32).

Ein besonders hohes Thromboserisiko haben Patienten mit (34)

- hohem Alter (exponentieller Anstieg ab dem 50. Lebensjahr)
- früherer Beinvenenthrombose (4-6 fach erhöhtes Rethromboserisiko)
- operativem Eingriff

- Trauma
- oralem Antikonzeptiva (4-fach erhöhtes Risiko; in Kombination mit Nikotin bis zu 7-fach erhöhtes Risiko)
- Tumor
- Internistischer Begleiterkrankung.

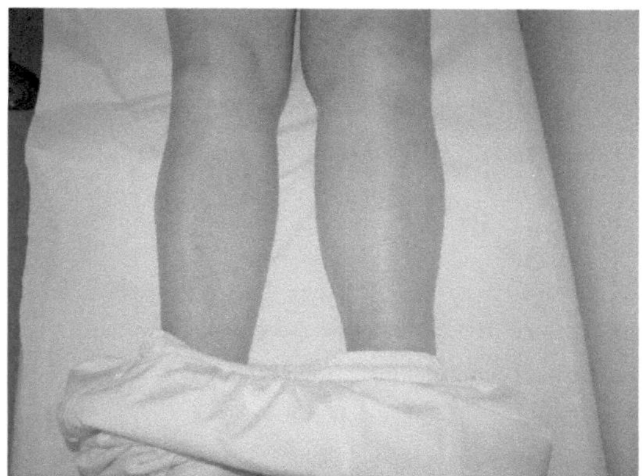

Abb. 3

72-jährige Patientin , die nach Implantation einer Hüft-TEP drei Wochen stationär und anschließend sechs Tage zu Hause zugebracht und sich dort regelmäßig niedermoleukulares Heparin gespritzt hatte. Am zweiten Tag zu Hause sei das linke Bein angeschwollen. Der ambulante Physiotherpauet, der sie täglich betreute, habe dies für normal gehalten. Bei der Aufnahme zur Rehabilitation vier Tage später war eine Umfangvermehrung von +3 cm links und ein Wadendruckschmerz festzustellen. Phlebographisch war eine 2-Etagen Phlebothrombose im linken Bein festzustellen.

3.4.2. Reduzierung des Risikos von tiefen Beinvenenthrombosen

Medikamentöse Thromboseprophylaxe

Die sicherste Thromboseprophylaxe ist die regelmäßige Verabreichung von Medikamenten (Heparin, niedermolekulare Heparine, Marcumar oder andere Medikamente). Bei allen Patienten sollte mindestens bis 35 Tage nach einem totalendoprothetischen Hüftgelenksersatz die **medikamentöse Thromboseprophylaxe** erfolgen (35), bei Teilbelastung auch länger. Bei früher Entlassung aus dem Krankenhaus ist allerdings die regelmäßige Fortführung der Spritzen- bzw. Medikamenteneinnahme gelegentlich nicht sicher gestellt (Tab. 7). Auch evtl. auftretende Blutungen stehen nicht unter Kontrolle, weswegen eine fortdauernde medikamentöse Therapie manchmal von den Ärzten bei der Entlassung abgesetzt wird (32). Dies ist jedoch fatal, weil in der Rehabilitation Thrombosen zum Teil noch 4 - 6 Wochen nach einer Operation auftreten, häufig nachdem bei den Patienten die Anti-Thrombosespritzen abgesetzt wurden (35). Dies deckt sich mit unseren eigenen Erfahrungen.

Mobilisierung

Zur Vermeidung einer postoperativen Thrombose ist vor allem die frühe Mobilisierung des Patienten notwendig. Die zunehmende körperliche Aktivität während der Rehabilitationsphase reduziert das Thromboserisiko, weil die regelmäßige Kontraktion der Wadenmuskulatur beim normalen Gehen zu einem verbesserten Rücktransport des Blutes aus den Beinvenen führt. Ist die Effektivität der Wadenpumpe noch gemindert - beispielsweise durch Teilbelastung - sollten die Patienten bis zur Vollbelastung mit Heparininjektionen versorgt werden (7, 32), auch wenn dies von wenigen Autoren für nicht notwendig gehalten wird (41).

Mechanische Thromboseprophylaxe

Ein weiteres wichtiges Bollwerk im Kampf gegen die Thrombose ist die **mechanische Thromboseprophylaxe**. Das Grundprinzip der mechanischen Prophylaxe ist die Reduktion des venösen Pooling im Unterschenkelbereich sowie die Beschleunigung der venösen Strömungsgeschwindigkeit (34). Dazu stehen Antithrombosestrümpfe, manuelle Lymphdrainage, intermittierende pneumatische Kompression, Sprunggelenk-Bewegungsschienen, alle aktiven Übungen mit Aktivität der Unterschenkelmuskulatur und die hydrostatische Kompression im Bewegungsbad zur Verfügung.

Von Bedeutung ist die Tatsache, dass durch physikalische Maßnahmen zusätzlich zur medikamentösen Thromboseprophylaxe das Risiko noch weiter gesenkt werden kann (Literatur s. (34)).

Antithrombosestrümpfe

Zur milden Kompression der Beinvenen sind elastische Antithrombosestrümpfe nach Maß sinnvoll, wenn sie gut angepasst sind und bei Bewegung keine einschneidenden Falten bilden (ansonsten steigt das Thromboserisiko eher an). Das Thromboserisiko kann sich durch gut passende Antithrombosestrümpfe um mindestens die Hälfte bis zwei Drittel reduzieren (34). Allerdings vermindert das Tragen der Kompressionsstrümpfe allein das Thromboserisiko nicht, nur in Verbindung mit medikamentöser Prophylaxe sind sie sinnvoll (32). Antithrombosestrümpfe bewirken (34) eine

- Reduktion des Blutvolumens im Wadenbereich
- anhaltende Beschleunigung der Abstromgeschwindigkeit aus den Beinvenen
- Erhöhung des venösen Tonus
- beschleunigte Ausspülung von Blut aus den Taschenklappen
- Zunahme der fibrinolytischen Aktivität.

Bewährt haben sich auch elastische Strumpfhosen, die auch bei konischer Beinform oder ausgeprägtem Weichteilmantel einen guten Sitz gewährleisten.

Intermittierende pneumatische Kompression

Automatische Luftkammerschienen üben eine rhythmische Kompression auf die Beingefäße aus. Ihre prophylaktische Wirkung auf eine Thrombose ist ähnlich der von Antithrombosestrümpfen (34). Intra- und postoperativ angewendet verringern sie die Thromboserate deutlich (32).
Die Kombination von pneumatischen Schienen, welche 2 Tage ununterbrochen getragen wurden, mit niedermolekularem Heparin reduziert die Thromboserate bei Knie-TEP-Patienten auf weniger als die Hälfte (4). Allerdings dürfen bei einer Kompressionstherapie keine arteriellen Durchblutungsstörungen, Kompartmentsyndrome oder Nervenschäden (Peronaeusparesen) vorliegen. Die regelmäßige Behandlung in der Rehabilitation mit Luftkammerschienen wäre anzuraten, ist aber zumindest im ambulanten Bereich nicht durchführbar (32). In der stationären Rehabilitation können Patienten die Luftkammerschienen auch während des Gehens und der Physiotherapie tragen, weil die Manschetten abgestöpselt werden können.

Aktive Übungen und Aquatherapien

Die beste Thromboseprophylaxe - gerade bei Patienten mit Teilbelastung - sind physiotherapeutische Übungen (24), vor allem im Bewegungsbad. Durch den hydrostatischen Druck des Wassers wird gerade im Stehen eine optimale Kompression der körperfernen Venen erreicht. Eigene Messungen zeigten eine signifikante Reduktion des Beinvolumens um 3 – 5 % nach einem 30-minütigem Bewegungsbad. Auch bei sehr alten Menschen sind Übungen im Bewegungsbad - sofern die Wundheilung abgeschlossen ist - segensreich und werden erfahrungsgemäß selbst bei einer milden Herzinsuffizienz gut vertragen. Man sollte die Patienten darauf hinweisen, dass sie zur Vermeidung von plötzlichen Herzvolumenbelastungen nur sehr langsam ins Wasser gehen sollten. Bei einer Belastbarkeit von unter 75 Watt kann ein Bewegungsbad allerdings zur kardialen Dekompensation führen.

3.5. Gastroenterologische Komplikationen

15 weibliche Patienten (Alter 67,3 Jahre, 31 – 90 Jahre) und 4 männliche Patienten (62,0 Jahre, 31 – 79 Jahre) klagten über heftigste abdominelle Beschwerden, so dass nach teilweiser sonographischer oder endoskopischer Untersuchung eine Verlegung in ein Akutkrankenhaus notwendig wurde. Dabei handelte es sich um eine akute Cholezystitis (4 Patienten), Gastroenteritis (3 Patienten), Appendizitis (3 Patienten), Erosionen der Mageninnenwand (2 Patienten), Ileus (2 Patienten) sowie unklares Abdomen oder Verdacht auf innere Blutung.

Viele der Patienten hatten zuvor, teilweise über viele Monate, Analgetika und Schmerzmittel eingenommen. Dies verursachte mitunter schon präoperativ gastrointestinale Komplikationen. Wegen häufiger Magen-Darmbeschwerden in der Reha-Klinik war es notwendig geworden, bei einigen Patienten gastroskopische Untersuchungen durch zu führen. Bei manchen Marcumarpatienten war damit auch der Ausschluß einer Blutungsquelle möglich. Ein Großteil der Patienten mit Magendarmbeschwerden mußte nach Diagnostik nicht verlegt werden und konnte die Rehabilitation fortsetzen. In vielen Fällen reichte eine medikamentöse Therapie aus, um die Beschwerden zu lindern.

3.5.1. Reduzierung der gastroenterologischen Komplikationen

Während der Rehabilitation sollte eine Basisdosierung mit Schmerzmitteln, wie sie eventuell im Akutkrankenhaus notwendig war, in Frage gestellt werden. Der postoperative starke Wundschmerz ist zu Beginn der Rehabilitation im Allgemeinen schon verschwunden, so dass viele Schmerzmittel ohne große Beschwerdezunahme abgesetzt werden können. Zudem ist der Schmerz ein Alarmzeichen für eine eventuelle Über- oder Fehlbelastung während einer aktiven physiotherapeutischen Übung. Eine starke medikamentöse Schmerzdämpfung würde diese Alarmzeichen überdecken.

Erfahrungsgemäß zeigen stärkere Schmerzen während der Rehabilitation Komplikationen wie periartikuläre Verkalkungen, Infektionen, Thrombosen etc. an. Daher muss vor der Gabe von Schmerzmittel die Schmerzursache genau diagnostiziert werden.
Sind Schmerzmittel notwendig, sollten sie gezielt auf den tageszeitlichen Schmerzhöhepunkt (z.B.: nachts) dosiert werden. Mit der Bevorzugung von magenfreundlichen Schmerzmedikamenten und durch regelmäßige klinische Kontrollen bei Risikopatienten sind die wesentlichen Maßnahmen zur Prophylaxe durchgeführt.

3.6. Frakturen

Zu erwähnen sind 11 Patienten (Alter im Mittel 76,1 Jahre, 63 - 89 Jahre), die sich während des stationären Aufenthaltes durch ein Sturzereignis eine Fraktur zugezogen haben. Drei Schenkelhalsfrakturen, zwei Wirbelfrakturen, zwei Radiusfrakturen, eine distale Femurfraktur, eine Humerusfraktur, ein Bruch einer Osteosynthese und ein Femurbruch nach Implantation einer Totalendoprothese wurden diagnostiziert. Vier Patienten waren im Zimmer gestürzt, zwei davon, als sie versuchten, vom Bett aufzustehen. Nur in zwei Fällen stolperten die Patenten über ein Hindernis (Schwelle an Balkontür, Gehstützen im Kurpark). Bei drei weiteren Patienten trat die Fraktur ohne Sturz auf (Wirbelbruch bei chronisch lymphatischer Leukämie und schwerer Osteomalazie, Plattenbruch bei Osteosynthese, Ausbruch der Prothesenspitze aus dem Femur nach zweimaligem Wechsel). Eine Patientin war schon im Akutkrankenhaus gestürzt und hatte seitdem Schmerzen (BWK 12 -Fraktur), eine andere Patientin hatte beim Aufstehen von der Toilette den Rollator nicht richtig gefaßt.

Bei sechs der Patienten war ein Osteoporose bzw. eine Schenkelhalsfraktur schon in den vorangegangen Jahren eingetreten.

3.6.1. Reduzierung des Frakturrisikos

Auch hier ist es notwendig, eine Prophylaxe zu betreiben. Die baulichen Gegebenheiten einer Reha-Klinik müssen der mangelnden Gehsicherheit der Patienten angepaßt sein. In der Klinik Lindenplatz sind Teppichboden und rutschfeste Fliesen (gerade auch im Bewegungsbad) ohne Kanten oder Vorsprünge verlegt worden. Nur beim Balkon besteht ein kleiner Absatz, der zu einem Sturzereignis führte. Die Duschen sind in jedem Zimmer ohne Duschwanne zu ebener Erde erreichbar. Haltegriffe und Geländer an den Wänden erhöhen die Sicherheit. Die Patienten sollten bei Gangunsicherheit mit einer sicheren Gehhilfe (Rollator, Gehbock, Gehwagen) versorgt werden. Durch das Tragen von Hüftprotektoren könnten die schweren Folgen einer Schenkelhalsfraktur deutlich verringert werden (49). Erfreulicherweise gelang in der Klinik Lindenplatz durch die sofortige Versorgung mit den richtigen Gehhilfen, durch die baulichen Verbesserungen und durch eine intensive Gang- und Koordinationsschulung ein Rückgang der Sturz- und damit der Frakturhäufigkeit. Im Jahre 2000 war kein Sturzereignis mehr die Ursache für Frakturen (Ursachen: Osteomalazie und Corticalisausdünnung an der Prothesenspitze, s.o.).

4. Allgemeine Hinweise für die orthopädische Rehabilitation

Das Ziel eines effektiven Trainings ist die schnelle Anpassung der trainierten Struktur an die Belastung. Die Trainingswirkung hängt vom Trainingsreiz (Reizintensität, Reizdichte), von der individuellen Trainierbarkeit (erblich) und von dem Trainingszustand ab. **Das Geheimnis eines optimalen Trainings liegt nicht in der Aneinanderreihung von möglichst vielen und intensiven Übungsserien, sondern in der Steuerung und in der Periodisierung der Belastungszyklen.**

Bei Patienten begrenzt die individuelle Belastbarkeit den optimalen Trainingsreiz. Daher müssen die Belastbarkeit des Bewegungsapparates, das postoperative Leistungsniveau und die individuellen Risikofaktoren zu Beginn der Rehabilitation exakt diagnostiziert werden.

Auch der Verlauf der Rehabilitation muss ärztlich überwacht werden, denn Komplikationen in der Rehabilitationsphase sind nicht selten. Etwa bei jedem dritten der Patienten wurden während der stationären Rehabilitation Symptome festgestellt, die einer weiteren diagnostischen Abklärung (EKG, Belastungs- EKG, Langzeit-EKG, Langzeitblutdruckmessung, Laborparameter, Sonographie, Dopplersonographie, Röntgendiagnostik, neurologische Funktionsdiagnostik, Gastroskopie usw.) bedurften. Ein Großteil dieser Beschwerden war durch Medikamente (Blutdruck-, Herz-,

Magenmedikamente, Schmerzmittel, Antibiotika etc.) therapierbar. Trotzdem mussten immerhin 3,0 % aller Patienten (212 aller Patienten) notfallmäßig in ein Akutkrankenhaus verlegt werden. Bei den Komplikationen waren Männer und Frauen gleich häufig betroffen, nur bei den gastroenterologischen Problemen überwogen die Frauen.

Gegenüber der ambulanten Nachbehandlung nach Operationen hat die stationäre Rehabilitation den Vorteil, dass der Krankheitsverlauf kontinuierlich überwacht und eine Veränderung des Befundes schnell erkannt werden kann. Durch die ständige Kooperation der Patienten mit dem Pflegepersonal, den Ärzten und Therapeuten ist gewährleistet, dass schon in Verdachtsfällen einer Komplikation eine schnelle Abklärung erfolgen kann. Behandlungsfehler als Folge von Koordinationsdefiziten zwischen stationärer Therapie und anschließender ambulanter Weiterbehandlung, die u.a. dadurch entstehen, dass der Patient häufig den nachbehandelnden Arzt wechselt (13), können somit vermieden werden.

Zudem ist die frühe Reha-Phase ist häufig noch geprägt durch starke Einschränkungen im Alltagsleben. Daher sind eine pflegerische Hilfe beim An- und Ausziehen, eine ergotherapeutische Versorgung mit Hilfsmitteln, die behindertengerechte Ausstattung der Umgebung und die medikamentöse Therapie (Antithrombose-Spritzen) notwendig. Diese erste Zeit erfolgt am günstigsten unter ständiger ärztlicher und therapeutischer Kontrolle. Werden alle Sicherheitsmaßnahmen in einer Rehabilitationsklinik durchgeführt, dann sinkt die Luxationsrate unter die Rate in den Akutkrankenhäusern. Auch bei doppelseitig implantierten Patienten lag die Luxationsrate in der Rehabilitationsklinik deutlich geringer (21).

Eine exakte Dokumentation der aufgetretenen Zwischenfälle und Analyse der Ursachen kann die Rehabilitation in ihrer Qualität verbessern. Die von uns durchgeführten Maßnahmen zeigen im Verlauf der letzten drei Jahre eine Tendenz zur Verringerung einiger vermeidbaren Risiken. Diese Maßnahmen sind als Qualitätsmanagement um ein Vielfaches höher zu bewerten als das in Reha-Kliniken übliche „Peer-Review-Verfahren“, bei der anhand der Entlassungsbriefe nur die schriftstellerischen Fähigkeiten der Ärzte geprüft wird.

Literatur

1. Babisch, J., V. Dürer, D. Domke. Probleme der Gelenkendoprothetik im hohen Lebensalter. *Orthop. Praxis* 5: 312 - 317, 1995.

2. Berman, A. T., S. J. Bosacco, C. Israelite. Evaluation of total knee arthroplasty using isokinetic testing. *Clin Orthop* : 106-13, 1991.

3. Bottermann, P., M. Rust. Perioperative Betreuung von Patienten mit Diabetes mellitus. *Anästhesiologie und Intensivmedizin* 6: 141 - 148, 1992.

4. Brandenburg, A., K. D. Heller, A. Rübben, D. Honnef, K. Eschweiler, C. H. Siebert. Effektivität der mechanischen Thromboseprophylaxe bei Knie-TEP-Implantation. *Orthopädische Praxis* 37: 82 - 84, 2001.

5. Charlson, M. E., C. R. MacKenzie, J. P. Gold, K. L. Ales, M. Topkins, G. P. Fairclough, Jr., G. T. Shires. The preoperative and intraoperative hemodynamic predictors of postoperative myocardial infarction or ischemia in patients undergoing noncardiac surgery. *Ann Surg* 210: 637-48, 1989.

6. Erickson, B., M. Perkins. Interdisciplinary team approach in the rehabilitation of hip and knee arthroplasties. *Am J Occup Ther* 48: 439-45, 1994.

7. Fitzgerald, R. H., Jr. Post-discharge prevention of deep vein thrombosis following total joint replacement. *Orthopedics* 19: 15-8, 1996.

8. Freiwald, J., A. Jäger, M. Starker. EMG-gestützte Funktionsanalyse im Rahmen einer Nachuntersuchung nach arthroskopisch versorgten vorderenKreuzbandverletzungen. *Sportverl. Sportschad.* 7: 122 - 128, 1993.

9. Fry, R. W., A. R. Morton, D. Keast. Periodisation and the prevention of overtraining. *Can J Sport Sci* 17: 241-8, 1992.

10. Groh, J., M. Welte. Minimal invasive operative Eingriffe. *Anästhesiologie u. Intensivmedizin* 6: 199 - 203, 1993.

11. Grossmann, P., W. Braun, W. Becker. Luxationen nach Hüft-TEP-Implantation. *Z. Orthop.* 132, 1994.

12. Haas, S. Prävention, Diagnostik und Therapie von Thrombosen in der Orthopädie und Unfallchirurgie. *Orthopäde.* 26: 1062-1974, 1997.

13. Hansis, M. L. Koordinationsdefizite als Ursache vorgeworfener Behandlungsfehler. *Deutsches Ärzteblatt* 98: B 1758 - 1762, 2001.

14. Hedlundh, U., L. Sanzen, H. Fredin. The prognosis and treatment of dislocated total hip arthroplasties with a 22 mm head. *J Bone Joint Surg Br* 79: 374-8, 1997.

15. Hill, A. G., P. Finn, D. Schroeder. Postoperative fatigue after laparoscopic surgery. *Aust N Z J Surg* 63: 946-51, 1993.

16. Hoffmann, R. [Prevention of venous thromboembolism in surgery]. *Ther Umsch* 49: 815-24, 1992.

17. Hust, M. H., M. Keim, R. Momper, H.-H. Dickhuth. Synkopen bei Jugendlichen und Sportlern. *Dtsche Z Sportmed* 49, Sonderheft 1: 11 - 16, 1998.

18. Katthagen, B. D., B. Schwarz. Todesfälle in der Orthopädie. *Z. Orthop.* 122: 628 - 634, 1984.

19. Knak, J., C. Pavlovits, H.-R. Casser. Aufbau einer integrativen orthopädisch-geriatrischen Frühehabiliation. *Orthop. Praxis* 35: 46 - 54, 1999.

20. Kohn, D., O. Rühmann, C. J. Wirth. Die Verrenkung der Hüfttotalendoprothese unter besonderer Beachtung verschiedener Zugangswege. *Z. Orthop.* 135: 40 - 44, 1997.

21. Krotenberg, R., T. Stitik, M. V. Johnston. Incidence of dislocation following hip arthroplasty for patients in the rehabilitation setting. *Am J Phys Med Rehabil* 74: 444-7, 1995.

22. Kupfer, P., E. Lang. Erfassung der Gedächtnis- und Konzentrationsleistung nach allegeminchrirugischen Operationen. *Anästhesiologie u. Intensivmedizin* 12: 354 - 359, 1992.

23. Lemberger, P. Diagnose und medikanetöse Therapie tachykarder Herzrhythmusstörungen. *Anästhesiologie u. Intensivmedizin* 2: 43 - 53, 1993.

24. Lobjoit, K. [A retrospective evaluation of venous thrombosis prevention in regulated orthopedic surgery (1986-1989) at the Saint-Germain-en-Laye hospital center]. *Agressologie* 31: 158-9, 1990.

25. Löllgen, H. *Kardiale Risiken im Breitensport.* Köln: Deutscher Ärzte Verlag, 1987.

26. Lutten, C., H. Lorenz, W. Thomas. [Metal spongiosa endoprostheses for surgical revision of the hip joint]. *Z Orthop Ihre Grenzgeb* 128: 153-9, 1990.

27. Martin, J., M. Meßelken, L. Cecconi, U. Hillenmaier, P. Milewski. Der Aufwachraum. *Anästhesiologie u. Intensivmedizin* 1: 37 - 41, 1996.

28. Narayan, A., S. Kumar, M. P. Singh, L. K. Sharma. Early discharge after operation. *Br J Surg* 80: 1587-9, 1993.

29. Neander, G., P. Adolphson, M. Hedstrom, K. von Sivers, M. Dahlborn, N. Dalen. Decrease in bone mineral density and muscle mass after femoral neck fracture. A quantitative computed tomography study in 25 patients. *Acta Orthop Scand* 68: 451-5, 1997.

30. Noble, P. C. Biomechanics of dislocation after total hip replacement. *Current Opinion in Orthopaedics* 12: 79 - 84, 2001.

31. Nollen, A. J. G., F. Q. M. P. van Douveren. Ectopic ossification in hip arthroplasty. *Acta. Orthop. Scand.* 64: 185 - 187, 1993.

32. Oakes, D. A., J. R. Liebermann. Thromboembolism after total hip replacement. *Current Opinion in Orthopaedics* 12: 71 - 78, 2001.

33. Paul, B., K. Franke, J. Weber. Wertigkeit und Einordnung des Sports in Therapie und postoperativer Rehabilitiation allgemeinchirurgische traumatologischer Krankheitsbilder. *Med. u. Sport* 25: 33-37, 1985.

34. Pauschen, R., C. Diehm, F. Stammler. Leitlinien zur Thromboseprophylaxe in der Orthopädie. *Z. Orthop.* 136: 471 - 479, 1998.

35. Planes, A., N. Vochelle, J. Y. Darmon, M. Fagola, M. Bellaud, Y. Huet. Risk of deep-venous thrombosis after hospital discharge in patients having undergone total hip replacement: double-blind randomised comparison of enoxaparin versus placebo. *Lancet* 348: 224-8, 1996.

36. Rieger, A., L. Hannemann, A. Wegner. Anästhesiologische Versorgung älterer Traumapatienten. *Anästhesiologie und Intensivmedizin* 4: 81 - 91, 1995.

37. Rost, R. *Sport- und Bewegungstherapie bei inneren Krankheiten*. Köln: Deutscher Ärzte Verlag, 1991.

38. Rutherford, O. M., D. A. Jones, J. M. Round. Long-lasting unilateral muscle wasting and weakness following injury and immobilisation. *Scand J Rehabil Med* 22: 33-7, 1990.

39. Santavirta, N., G. Lillqvist, A. Sarvimaki, V. Honkanen, Y. T. Konttinen, S. Santavirta. Teaching of patients undergoing total hip replacement surgery. *Int J Nurs Stud* 31: 135-42, 1994.

40. Sanzen, L., M. Sundberg. Periprosthetic low-grade hip infections. Erythrocyte sedimentation rate and C-reactive protein in 23 cases. *Acta Orthop Scand* 68: 461-5, 1997.

41. Schmidt, J., M. H. Hackenbroch. Prevention of deep venous thrombosis in ambulatory or discharged orthopaedic patients. Actual management. *Arch Orthop Trauma Surg* 114: 226-8, 1995.

42. Simon, P., A. Kindermans, J. F. Kempf, M. Postel. [Efficacy and tolerance of low molecular weight heparin in the prevention of deep venous thrombosis during non-emergent total hip arthroplasty. A prospective, multicenter trial]. *J Chir (Paris)* 127: 252-7, 1990.

43. Strömberg, L., G. Öhlen, O. Svensson. Prospective payment systems and hip fracture treatment costs. *Acta Orthop Scand* 68: 6 - 12, 1997.

44. Unseld, H., B. Kähny. Prophylaxe von postoperativem Erbrechen durch Histamin-Rezeptorantagonisten. *Anästhesiologie u. Intensivmedizin* 1: 29 - 34, 1996.

45. Weber, J., H. Brenke, L. Dietrich, R. Kaessner, H. Kresse. Die Sportmedizinische Rehabilitation im Zentralinstitut des Sportmedizinischen Dienstes in Kreischa. *Med. u. Sport* 19: 279-286, 1979.

46. Williams-Russo, P., N. E. Sharrock, S. B. Haas, J. Insall, R. E. Windsor, R. S. Laskin, C. S. Ranawat, G. Go, S. B. Ganz. Randomized trial of epidural versus general anesthesia: outcomes after primary total knee replacement. *Clin Orthop* : 199-208, 1996.

47. Winter, U. J., A. K. Gitt, J. Fritsch, G. Mager, H. H. Hilger. Ergospirometrische Befunde bei Normalpersonen und bei Herzinsuffizienz-Patienten. *Deutsche Z. f. Sportmed.* 45 (Sonderheft): 12 - 16, 1994.

48. Zeiderman, M. R., E. A. Welchew, R. G. Clark. Influence of epidural analgesia upon postoperative fatigue. *Br J Surg* 78: 1457-60, 1991.

49. Zweifel P, T. H. Ökonomische Analsyse des Einsatzes von Hüftprotektoren zu Prävention von Schenkelhalsfrakturen 1999. *Forschungsprojekt des Sozialökonomischen Institutes der Universität Bern* , 1999.

Korrespondenzadresse:
Dr. Christoph Schönle
Klinik Lindenplatz
Weslarner Str. 29
59505 Bad Sassendorf